AF290541

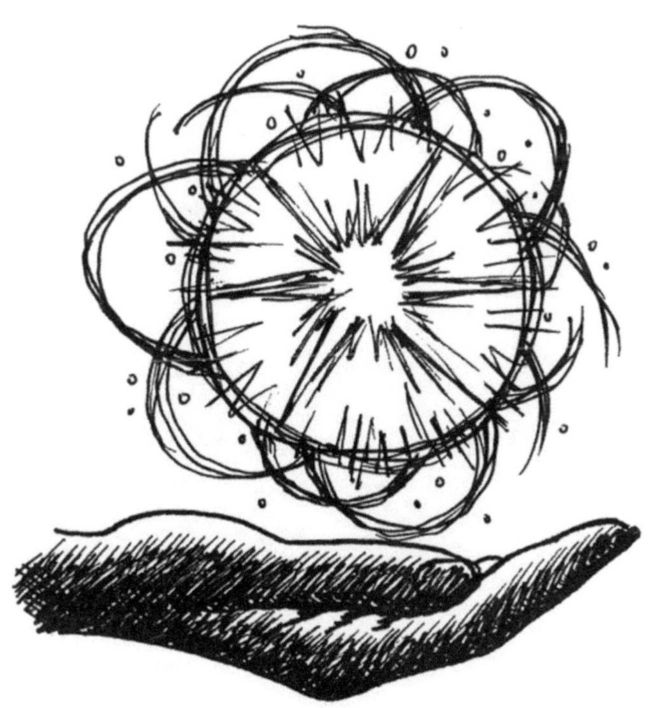

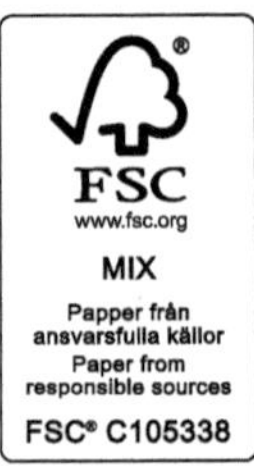

© Ellinor Häggström, 2018
Omslag och illustrationer: Jennifer Sjölander
Förlag: BoD – Books on Demand, Stockholm, Sverige
Tryck: BoD – Books on Demand, Norderstedt, Tyskland
ISBN: 978-91-769-9948-6

DET LILLA HÄFTET OM...

Lyckobollar och positiva energier

BAKGRUND

Hela familjen satt trötta och tysta kring frukostbordet. Det var jag, min man och våra tre underbara barn.

På bordet brann ett par stearinljus medan vi tuggade mekaniskt på vår frukost. Det var en sån där extra tyst och trött morgon när man önskade att timmarna skulle gå, att skoldagen och arbetsdagen skulle passera, så att man tillslut fick krypa upp i soffhörnet och njuta av de lediga kvällstimmarna tillsammans.

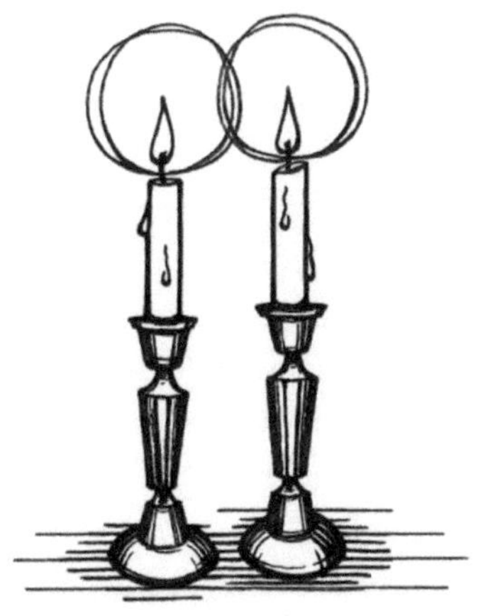

Vår äldsta dotter, då 13-14 år, var extra trött den här morgonen. Hon var lite blek och det såg ut som om hon kunde brista ut i gråt när som helst. Jag sträckte ut en hand mot henne och smekte henne lätt på armen. Strax därpå hörde jag mig själv säga:

”Det ser ut som om du behöver en Lyckoboll.”

”En Lyckoboll? Vad är det?” frågade hon förvånat.

”Så här. Vänta ska du få se.” sa jag och la mina kupade händer mot mitt hjärta. ”Jag har fullt med energi, jag behöver inte alltihop, det räcker till dig också. Låt mig bara samla ihop det i en boll.”

Efter en stund hade jag samlat ihop en energiboll och höll den i mina kupade händer som jag sträckte fram mot henne.

”Ser du?” frågade jag. ”Ser du att jag håller i en Lyckoboll? En energiboll. Den glittrar och är guldig. Som en sol ungefär.”

Dottern nickade. Tydligen kunde hon föreställa sig den. Hon såg förväntansfull ut och jag sträckte fram mina händer ännu mer.

”Här. Kupa dina händer, precis som jag gör, och håll fram dem så ska du få den.”

Dottern gjorde som jag sa och jag la försiktigt mitt energiklot i hennes händer. Sedan tog jag tag om hennes händer och förde dem mot hennes bröst.

”Så, tryck nu dina händer mot ditt hjärta. Så kommer min extraenergi in i dig.”

Det fungerade. Dottern blev stärkt av detta, energin växte i henne och när det var dags att åka till skolan så var hon full av ork. Lyckobollen hade kommit in i våra liv.

Vi fortsatte med Lyckobollar. Inte varje morgon utan bara när det behövdes – när energin var låg eller gråten var nära. Det fungerade varje gång. Dottern fick energi och ökad ork varenda gång.

Under flera år trodde jag att våra Lyckobollar var något som bara fungerade mellan mig och mina barn, ni vet, som en kärleksfull länk. Det skulle visa sig att Lyckobollen hade mer kraft än så.

För ett par år sedan provade jag Lyckobollen för första gången på en arbetskamrat och det var en spännande upplevelse, till och med för mig som vid det här laget var van Lyckobolls-utdelare.

En av mina kollegor hade en tuff dag. Hon var trött och energilös och luften hade helt gått ur henne. Vi satt bredvid varandra och jobbade när jag i ett infall plötsligt lutade mig närmare henne och sa med låg röst:

"Du ser ut som om du behöver en Lyckoboll."

"En vad?" Kollegan såg förvirrad ut. "Lyckoboll? Vad är det för något? Kan jag äta det?"

Jag skrattade. "Nej, det går inte att äta. Det är energi. Kom, följ med. Jag ska ge dig en Lyckoboll."

Vi gick undan från de andra och jag gav kollegan en Lyckoboll på samma sätt som vanligt. Jag hämtade energin från mitt bröst och samlade ihop den till en boll i mina kupade händer. Förvånat satt hon tyst och betraktade mig medan jag såg ner i mina händer.

"Kupa dina händer, precis som jag håller mina." sa jag.

Kollegan gjorde som jag sa och även om hon säkert undrade vad det var som pågick så frågade hon ingenting och jag la Lyckobollen i hennes kupade händer.

Jag försökte förklara hur Lyckobollens energi såg ut.

"Du kanske inte ser Lyckobollen, men den glittrar och är silvrig, som en riktigt kraftig discokula. Energin sprakar. Nu ska du ta händerna och Lyckobollen mot ditt hjärta och låta energin rinna in i ditt bröst."

Kollegan gjorde som jag sa och när hon satt med händerna mot sitt bröst släppte hon en liten tår. Jag såg direkt att Lyckobollen var på väg att verka.

"Nu då?" frågade hon.

"Nu måste vi jobba vidare." log jag. "Energin sprider sig ut i kroppen på dig och snart känner du dig bättre."

Vi återgick till jobbet och allt började kännas precis som vanligt. Kollegan fick tillbaka färgen i ansiktet. Det kändes bra att se förändringen.

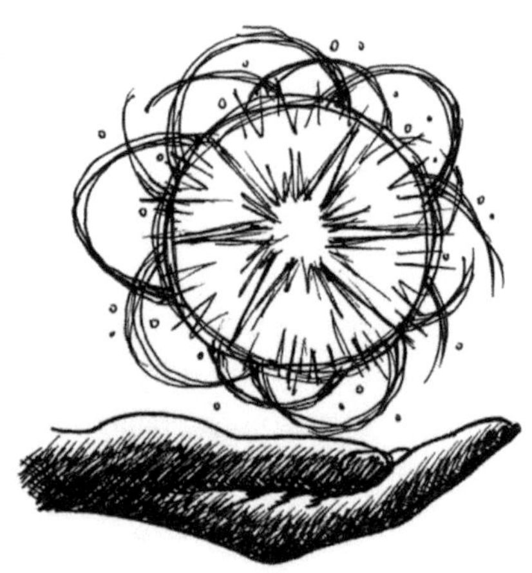

Ett par timmar senare tog hon tag om mig när jag gick förbi i korridoren. Hon drog in mig i ett undanskymt hörn. Hennes ögon var häpna, stora och vakna.

”Vad gjorde du? Förut? Vad var det du gjorde?”

”Vad då?” undrade jag förvirrat för jag hade helt tappat bort tanken på Lyckobollen.

”Lyckobollen. Jag känner mig helt annorlunda. Jag har energi och glädje igen. Hur gjorde du?”

Jag ryckte på axlarna och log.

”Jag vet inte hur det fungerar. Jag gav dig energi. En Lyckoboll består av kärleksfull energi. Den som tar emot den får tillbaka glädje och ork.”

”Du är magisk. Tack så jättemycket!”

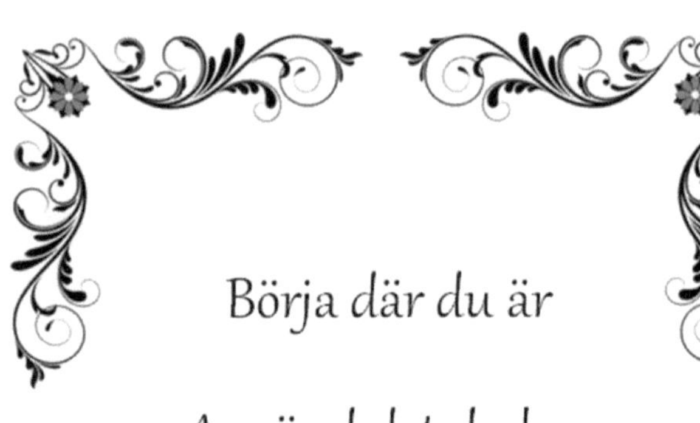

Börja där du är

Använd det du har

Gör vad du kan

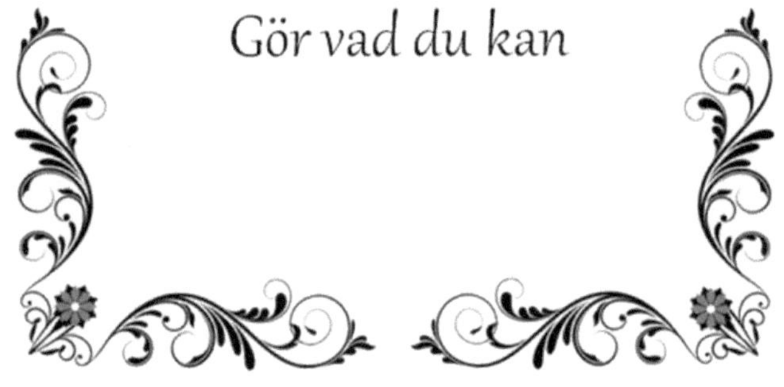

VAD ÄR EN LYCKOBOLL?

Kort beskrivet är Lyckobollen ett energiklot fyllt av kärlek, energi och omtanke som man kan skänka någon annan. Den överför ny energi till mottagaren och motverkar stress och nedstämdhet.

Man skulle kunna säga att det är en enkel och lättanvänd form av healing som alla kan lära sig. Inga förkunskaper behövs. Allt du behöver är en kärleksfull vilja – att verkligen vilja skänka personen mitt emot dig en bättre dag.

VAD ÄR HEALING?

När vi mår riktigt bra har vi balans i både kropp och själ. Då har vi ett flöde genom kroppens alla organ. Blodcirkulationen fungerar och vi känner oss i harmoni. Det ger oss ork att ta itu med vardagen och eventuella problem eller motgångar som dyker upp längs vägen.

Blockeringar i energiflödet kan uppstå om vi kommer i obalans. Blockeringarna kan visa sig som orkeslöshet, trötthet eller så kan vi rent av känna obehag, få värk eller uppleva andra fysiska problem i olika delar av kroppen.

Det är här healingen kan göra nytta.

Healing är japansk energimedicin. Det handlar om att hjälpa en människa att självläka genom att skänka energi och lösa upp blockeringar som kan finnas i kroppen. Vid behandlingen hämtar healern energin från en utomstående källa, vissa kallar den för den universella livsenergins källa. Healern är alltså en kanal mellan källan och mottagaren.

Det finns många tankar om hur healingen verkligen fungerar, och eftersom det inte finns några exakta vetenskapliga förklaringar till *hur* det fungerar och *vad* som händer i kroppen så finns det också mycket åsikter kring den här behandlingsformen. Man får tro som man vill, men faktum är att många människor känner sig hjälpta av healing.

Precis på samma sätt som massage arbetar healingen på djupet och får igång blodcirkulationen. Kroppens alla små blodkärl får bättre tillströmning och kroppens syretillförsel ökar.

Hela kroppen bearbetas vid healing, även om energin söker sig dit den bäst behövs. Healern känner av energiflödet och kan även uppfatta vilka delar av kroppen som är svagare av olika orsaker. Blockeringen bearbetas så att energiflödet bättre kan flyta fram genom kroppen. Detta i sin tur bidrar till bättre välmående.

Det finns flera typer av healing. Jag är själv Reikihealer och upplever att behandlingarna ger väldigt goda resultat. Jag och andra healingutövare ser påtagliga tecken som till exempel stressreducering, smärtlindring och mindre oro hos klienterna efter behandlingarna. Läs gärna mer om detta på reikiförbundets hemsida.

Healing används i traditionell sjukvård i många länder över hela världen, ett exempel är vårt grannland Norge. Här i Sverige är healing än så länge en alternativ behandlingsform, men den berättigar till friskvårds-bidrag.
Viktigt att veta är dock att healing aldrig ersätter sjukvård – det är ett komplement. Läkarens ordinationer och medicinering ska alltid följas.

HUR ÄR LYCKOBOLLEN HEALING?

Att överlämna en Lyckoboll är en punktinsats som endast tar ett par minuter. En healingsession tar betydligt längre tid, men gemensamt för dem är att man måste ge mottagaren sin fulla uppmärksamhet. Det är omöjligt att ge bort en Lyckoboll halvhjärtat. Kärleken och energin måste finnas i ögonblicket. Precis som vid healing handlar Lyckobollen om att ge en person energi.

Viss skillnad mot annan healing finns förstås. Vid exempelvis reikihealing känner healern av energibalansen i din kropp, han/hon gör en så kallad scanning. Vid scanningen får healern kännedom om energiblockeringar och eventuella svaga punkter i kroppen.

När du delar ut en Lyckoboll är du helt omedveten om mottagarens energibalanser, allt du eventuellt kan se är yttre tecken på energibrist – trötthet, blekhet och kraftlöshet. Givaren arbetar endast med sin egen inneboende energi och är inte någon kanal mellan energikällan och mottagaren.

Lyckobollen är ett energiklot som ger mottagaren värme, energi, lugn och avslappning. Det är en lekfull, och kärleksfull, form av healing som alla kan dela med sig av. Eftersom den är så lättanvänd kan du dela ut hur många du vill, kraften finns inom dig och tar aldrig slut.

Inget gör mig lika

LYCKLIG

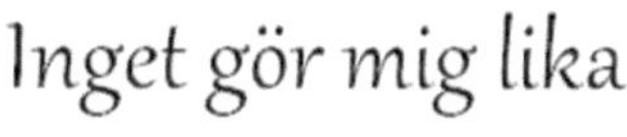

som när jag får se dig le

HUR GÖR MAN?

När man ska dela ut en Lyckoboll så måste man ha tid och hjärtat måste vara med i stunden. Det går inte att skynda på det eller ha tankarna på något annat. Givaren måste känna sig lugn och harmonisk för att kunna dela med sig av positiv energi.

Att ge bort en Lyckoboll handlar om att vilja. Man måste vilja hjälpa människan mitt emot och önska denne mer ork och en bättre dag. Man måste vilja dela med sig av sin egen energi. Viljan i sig är stark nog att skapa ett större energiflöde i sin egen kropp som man kan dela med sig av.

Lägg händerna mot ditt hjärta medan du tänker på hur mycket du vill att personen mitt emot ska må bättre. Under dina händer växer det fram en varm känsla i bröstet. Ibland kan man även uppleva pirrningar. Det du känner är energi.

Medan du väntar på att energiklotet ska formas så kan du berätta för mottagaren hur du upplever Lyckobollen, för den kan kännas olika från gång till gång. Den kan till exempel upplevas som guldig, färgsprakande, glittrig, gnistrande och/eller varm. Energin mognar fram i bröstet på dig och formas till ett klot. Du känner själv när det är dags att kupa händerna och ta emot Lyckobollen.

När du sedan har den i dina händer framför dig ber du den andre att kupa sina händer och ta emot

Lyckobollen. Sedan ber du mottagaren att lätt trycka sina händer mot sitt bröst så att Lyckobollen kan sjunka in i dennes kropp.
Svårare än så är det inte.

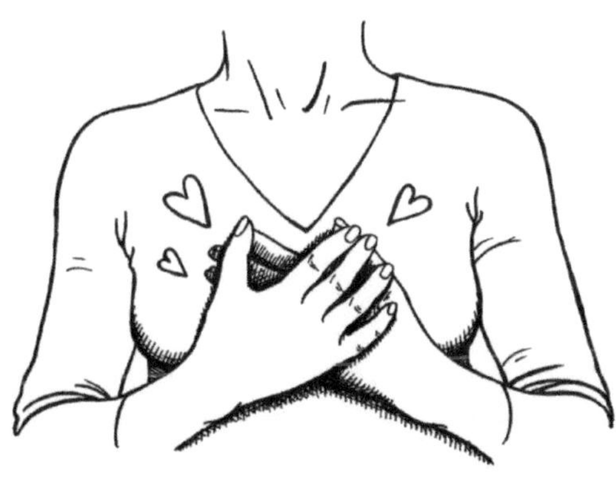

Var inte orolig att du ger bort all din egen energi. Att ge en Lyckoboll innebär inte att man utarmar sin egen kraft och energi. Istället handlar det om att öka både mottagarens och sin egen energinivå. I och med att du vill hjälpa så producerar du energi i bröstet till mottagaren. Hela processen ökar ditt eget välbefinnande. Och när mottagaren sedan känner sig bättre så fylls din energi på ännu mer eftersom du känner glädje för dennes skull – att du har kunnat förändra en annan persons sinnesstämning till det bättre. Att ge en Lyckoboll är att öka bådas energinivå helt enkelt.

GÅR DET ATT GÖRA FEL? KAN JAG SKADA MOTTAGAREN?

Nej, det går inte att göra fel. Är hjärtat med vid överlämnandet så kan det bara bli rätt. Det sämsta som kan hända är att mottagaren inte känner någonting alls, men i så fall beror det nog på att denne tvivlar och inte alls är mottaglig för Lyckobollar och dess positiva förändring.

Jag har delat ut mängder med Lyckobollar, men bara en gång har jag upplevt att det inte fungerade till hundra procent. Mottagaren förblev utan den extra energin jag gav henne. Jag vet inte exakt varför det blev så, men min uppfattning var att personen mitt emot mig var en väldigt praktisk person och istället för att överlämna sig i känslan så tog hon fasta på energikällan och började högljutt fundera över vad det egentligen var som hände vid överlämnandet. Hon frågade om färg och känsla istället för att uppleva och känna själv.

Men bortkastad var verkligen inte stunden, för kvinnan blev tacksam och glad över omtanken och den vänliga kärleken som jag gav henne och kände sig lite bättre till mods efteråt. Att någon tar sig tid att bry sig om en annans mående betyder mer än man kan tro.

HUR KÄNNS DET ATT GE ELLER FÅ EN LYCKOBOLL?

Som jag skrev tidigare så förlorar givaren ingen energi på att ge bort en Lyckoboll. Tvärtom så får man tillbaka energin i form av glädje av att kunna hjälpa någon annan. Mottagaren däremot påverkas påtagligt. Energi, värme, ork och glädje kommer till den som är mottaglig.

Ett par mottagare berättar (oberoende av varandra) att själva mottagandet av Lyckobollen är väldigt känslosamt. Det är som att få en skopa kärlek rakt in i bröstet. Man blir rörd och överväldigad av känslan och kan till och med släppa några tårar. En stund senare övergår den nyinflyttade kärleken till att bli energi och man får plötsligt ork att fortsätta med dagen. Energin håller i sig och verkar märkligt nog inte trappa av.

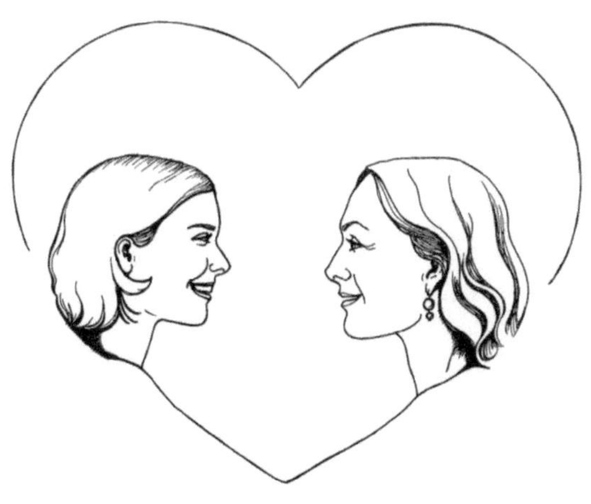

HUR SER EN LYCKOBOLL UT?

Hur man upplever Lyckobollen är olika från gång till gång. En del ser inte något klot alls medan andra med lätthet kan föreställa sig det sprakande energiklotet i de kupade händerna. Oavsett om man ser klotet eller inte så är upplevelsen stark – både givaren och mottagaren upplever att det finns ett energiklot. Man får helt enkelt en tydlig bild av energin som samlas för sin inre blick, det går inte att förklara på något bättre sätt.

För mig är Lyckobollen väldigt tydlig och jag kan med lätthet se de olika nyanserna och skiftningarna. En Lyckoboll kan ha all världens färger. Den kan vara guldig. Den kan vara silvrig. Den kan vara kristallklar. Den kan glittra. Den kan skina. Den kan lysa. Den kan pulsera. Den kan vara varm. Den kan vara kall.
Exakt vad det är som påverkar hur energiklotet ser ut vet jag inte riktigt. Det kan vara givarens egen energi som påverkar Lyckobollen. Kanske är det mottagarens behov som styr hur energiklotet blir. Klotet blir olika från gång till gång.

LYCKOBOLL PÅ DISTANS

Det går bra att dela ut en Lyckoboll till någon som inte finns i närheten, men ni måste ha kontakt under tiden. Att dela ut en Lyckoboll via telefon, sms eller chatt fungerar alldeles utmärkt. Huvudsaken är att mottagaren kan ta emot energin och låta den sjunka in i sitt bröst. Berätta under processen vad du upplever för energi och tala om för den andre när det är dags att sträcka ut sina händer och ta emot klotet.

Nyligen hade jag en väldigt stark upplevelse vid ett överlämnande. En nära vän hörde av sig till mig och frågade om jag kunde tänka mig att ge en Lyckoboll till en av hennes bekanta som var djupt energilös och deprimerad. Naturligtvis ville jag det.
Bara några minuter senare dök en okänd kvinna upp på min facebook-chatt. I samma stund som hennes hälsning dök upp på skärmen så kände jag hur energi samlades i bröstet. Mer än någonsin tidigare kändes det som, och i skrivande form började jag förklara för kvinnan på andra sidan skärmen hur energin kändes och hur jag upplevde hur Lyckobollen såg ut. När det var dags att överlämna den, när mina händer hade tagit emot klotet från mitt bröst, så var det med varm omtanke jag gav den till den okända kvinnan.
Jag avslutade chatten med orden:
"Jag önskar dig allt gott. Återkom om du behöver en ny energikick."
Jag hörde inte av henne igen, men av min vän har jag fått veta vilken enorm skillnad Lyckobollen gjorde. Kvinnan hade tagit tag i saker och hade börjat tro på sin egen förmåga.
Visst är det fantastiskt vad en Lyckoboll kan göra?

ATT SE EN ANNAN MÄNNISKA

Jag upplever att vi lever i ett hårt samhälle. Människor stressar och det är ett sjå att få ihop vardagslivet. Hinner vi verkligen bry oss om varandra? Familjen kommer i första rummet, och det är precis som det ska förstås. Den egna personen och de allra närmaste – partner och barn – ska vara trygga i att det finns en kärleksfull fast punkt i vardagen.

Men hur är det med annan medmänsklighet? Medmänsklighet gentemot människor vi möter dagligen? Arbetskamrater, kurskamrater och bekanta? Finns det någon äkta omtanke om varandra? Jag upplever att många människor dagligen bär en mask. I givna situationer antar vi en roll och spelar den. Ett exempel är på vår arbetsplats där vi dagligen är den som förväntas av oss.

Men vad händer om vårt privata liv plötsligt färgas ut över vår mask? Vad händer om någon inte orkar dra på sig sin roll under en arbetsdag? Finns det någon i den ordinarie konstellationen av arbetskamrater som blir en äkta medmänniska och verkligen bryr sig?

Jag hoppas det förstås. Jag hoppas verkligen innerligt att det finns de som bryr sig på riktigt.

Forskning på arbetsplats och stress visar att vänlighet och medmänsklighet är a och o för personers trivsel. Det är också bevisat att vänlighet på arbetsplatsen bidrar till högre lönsamhet. Vi tillbringar en stor del av vårt liv på jobbet och miljön på arbetsplatsen spelar stor roll när det gäller vårt mående.

Vanlig vänlighet är det minsta vi kan göra för varandra på en arbetsplats. Det är inte jobbigt att hålla upp dörren för en person som har mycket att bära, att le och säga God morgon! eller Hej! när man ses. Om du ska hämta en kopp kaffe – kan du inte fråga din kollega om du ska ta en kopp till henne/honom också?

Psykisk ohälsa är ett stort problem idag. Många kämpar med enorma problem och vardagen kan vara svartmålad.

Utan att dra alltför stora slutsatser så undrar jag – om en person vars vardag är ett enormt hinder kommer in på sin arbetsplats och helt osynlig jobbar sig igenom arbetsdagen – hur mår han/hon då? Om samma person kommer in på sin arbetsplats och möts av leenden och omtanke, kanske rent av ställs inför frågan Hur mår du? – hur mår han/hon då?

Jag har varken forskning eller egen erfarenhet att gå på när det gäller de här frågorna, men i hjärtat vet jag att jag hellre hade mött vänlighet på arbetsplatsen om min vardag var kaotisk.

Och vad hade hänt om jag hade fått en Lyckoboll?

Samma tankegångar gäller förstås på andra platser också. Det går alldeles utmärkt att le och vara trevlig mot andra man möter i alla situationer. I gymmet, på barnens träningspass, i affären och i alla offentliga miljöer.

Det är rätt så enkelt faktiskt – det du utstrålar får du tillbaka. Bemöter du andra med vänlighet blir du bemött med vänlighet.

"Men man kan ju inte dela ut en Lyckoboll till vem som helst?" kanske du tänker. Nej, jag kan hålla med om att det skulle upplevas som lite märkligt om du plötsligt frågade personen bredvid dig i omklädningsrummet på gymmet om du får skänka den en Lyckoboll. Men jag är övertygad om att du kan förmedla den positiva energin ändå i en sådan situation.

Genom att bara uppmärksamma den andres sänkta energi och genom att vilja öka på dennes ork så tror jag att du automatiskt förmedlar en varm energi som helt omedvetet tas emot av personen bredvid.

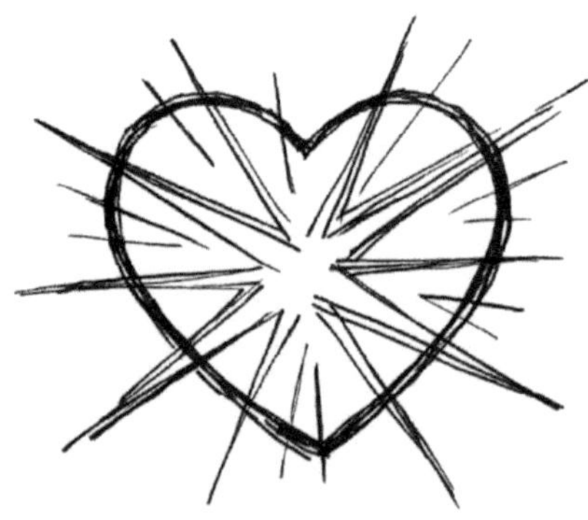

ATT SE SIG SJÄLV

Ställ dig framför en spegel och ta en ordentlig titt på dig
själv. Personen du ser är en spegelbild av de val du har
gjort. Vill du se en annan människa så måste du göra
andra val.

Du kan inte ge andra äkta vänlighet om du inte är vänlig
mot dig själv. Är du kärleksfull mot dig själv och mår
bra i din vardag så utstrålar du sann omtanke och
kärleksfull energi.
Det handlar om att se sitt eget hjärta och följa sin egen
väg. För vissa är det en självklarhet, medan andra följer
med strömmen och bara gör det som förväntas av dem.

Lyckobollar fungerar alltid eftersom du delar med dig av
din inneboende energi, men det finns de som är starkare
än andra. Mina allra starkaste Lyckobollar har jag givit
bort i perioder då jag har känt mig stark och säker på
min egen person. Då ger de mest effekt.

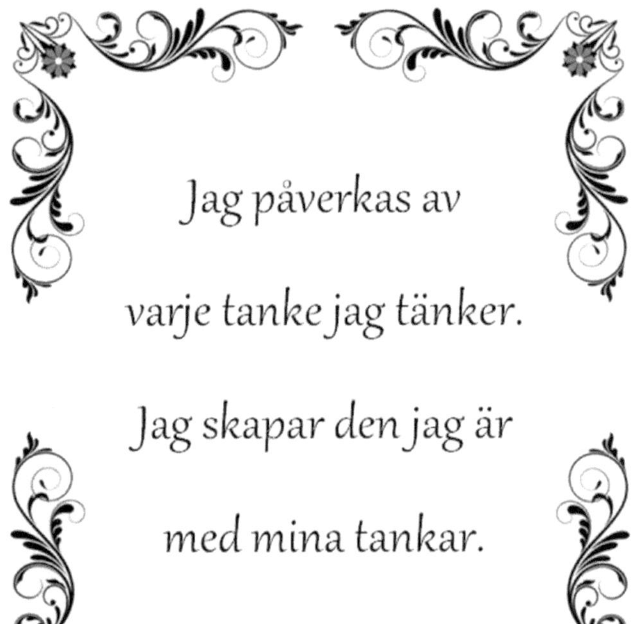

Jag påverkas av

varje tanke jag tänker.

Jag skapar den jag är

med mina tankar.

ENERGIER OCH TANKENS KRAFT

När man känner sig kraftlös och har låg energinivå är det lätt att de negativa tankarna tar över. Och när tankarna kretsar kring negativa bilder blir energinivån lägre. Det hela blir en ond cirkel som är svår att bryta på egen hand.

Att gå från negativ till positiv energi är inte lätt, men det är här Lyckobollen gör skillnad. När man får positiv energi från någon annan så bryts den onda cirkeln och det negativa flödet stannar upp.

Vi påverkas i högsta grad av våra tankar. Positiva såväl som negativa. Tankens kraft är stark och när vi provar någonting nytt så påverkas resultatet av tankarna vi bar med oss in i situationen. Var vi övertygade om att det skulle gå bra? I så fall är chanserna för en positiv utgång högre. Går vi däremot in i något nytt med känslan av att vi kommer att misslyckas så lär vi också få negativa upplevelser. Tanken är det som ger oss möjligheterna men även begränsningarna.

Viljan, menar jag, är en förlängning av tankens kraft. Tanken formar idéer och skapar en vilja hos oss.

Men att vilja är en sak. Att orka genomföra är något annat och det kräver ork, envishet och positiva framgångstankar.

Vi matas dagligen av olika intryck och alltför många av dessa är negativa. Men hur kan vi slippa bli alltför påverkade? Jo, genom att använda oss av affirmationer eller visualisering.

Affirmationer är ett sätt att förändra sitt tankemönster. Det handlar om att ge sig själv eller en situation en positiv bild. Genom att regelbundet upprepa positiva tankar för sig själv ger man sinnet en mjukare inställning till omvärlden och till sin egen förmåga. Då handlar det om att säga saker till sig själv som om dessa önskemål redan har infriats. Man lever så att säga redan i framgången.

Att visualisera sig en framgång är att se den kommande händelsen framför sig. Ett tydligt exempel på detta är elitidrottarna i löpning som gång på gång går igenom loppet i huvudet innan tävlingen. De föreställer sig varje steg och varje kurva och hur de springer vinnande över mållinjen.

POSITIVA ENERGIER

Om man söker på begreppet "positiva energier" på nätet så får man mängder av beskrivningar på hur vår omgivning påverkar vår egen energi. Det finns sidor som berättar om växter som kan förbättra vår energi i hemmet, kristallers olika påverkan på vårt sinne, Feng

Shui i hemmet, samt sidor som påpekar vikten av att umgås med människor med positiv energi. Vilket man än väljer att tro på så enas vi ändå i tanken om att begreppet "positiv energi" finns.

De finns de som säger att vi alla har ett val när vi vaknar på morgonen. Att vi kan välja att vara glada och positiva eller att vi kan välja att vara negativa. Det är på många sätt sant, men definitivt att förenkla saken anser jag. Mängder med situationer kan påverka hur vi känner oss och det är inte alltid lätt att hitta ljuset i mörkret när livet står på ända.

Vad kan man då göra för att inte låta sig dras ner av de negativa energierna som vi dagligen möter? I grund och botten handlar det om att vara trygg och tillfreds med sig själv. När vi hittar lyckan i oss själva i stället för att söka den i materiella ting eller omständigheter finner vi lugnet och det är lugnet som i sin tur ger oss kärleksfull energi.
Andra konkreta svar på den här frågan är att

1. Undvika energitjuvar.
2. Tro på dig själv och din egen förmåga
3. Ta hand om dig själv. Rätt motion, kost och sömn bygger upp vårt psyke.
4. Acceptera och gå vidare. Stanna inte kvar i ältande och ifrågasättande.

Lättare sagt än gjort? Kanske, men att försöka förändra sitt tankemönster och sedan fortsätta försöka är en förändring så gott som något. Kanske behöver du professionell hjälp att komma vidare om du har fastnat i en ond cirkel? Ta i så fall det steget. Du är viktigast i ditt liv. Du lever för din skull och inte för någon annans. Du förtjänar helt enkelt att må bra.

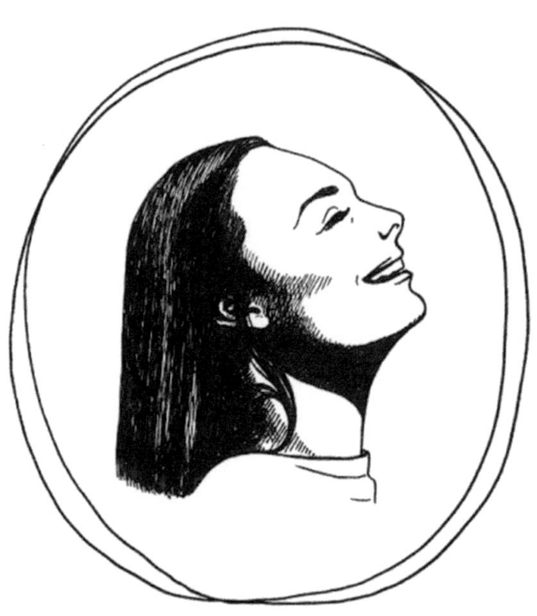

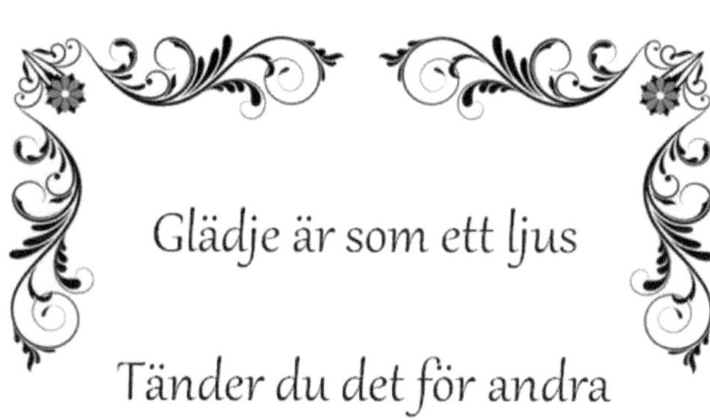

Glädje är som ett ljus

Tänder du det för andra

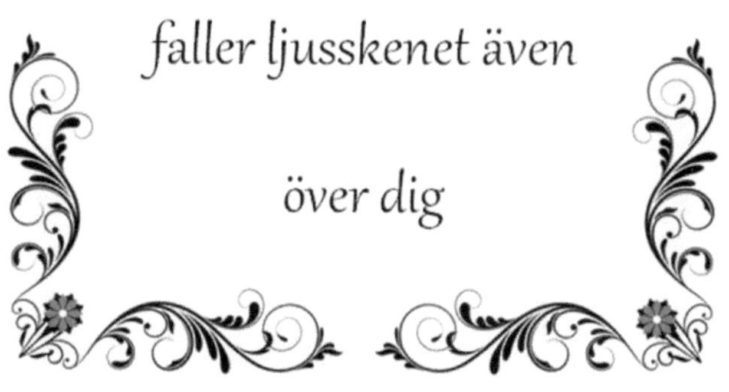

faller ljusskenet även

över dig

ATT SPRIDA LJUS I EN MÖRK VÄRLD

Världen omkring oss kan upplevas som mörk, dyster och grym. Öppnar vi en tidning eller tittar på nyheterna så matas vi med elände. Fast ljuspunkter finns omkring oss och det gäller att ta tillvara på glädjen i dessa.

Du kan också välja att vara en person som vill andra gott och dela med dig av din kärlek till dem som behöver. Det finns gott om utrymme att sprida energi och glädje och på det sättet skapa en ljusare gemenskap.

Att dela ut en Lyckoboll kan vid första tanken vara en bagatellartad insats, men även små insatser kan göra stora avtryck. Man behöver inte kasta en stor sten för att skapa ringar på vattnet, eller hur?

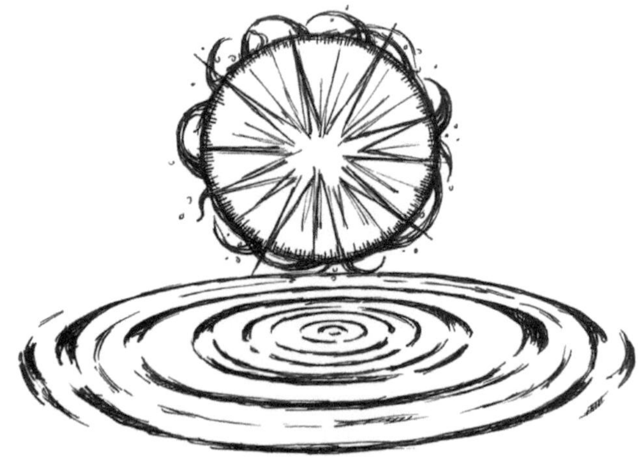

Att ge en Lyckoboll är att skapa en positiv våg som genom sin energi kan vända en människas orkeslösa sinnesstämning. Vågen fortplantar sig när mottagaren tar emot energin och i sin tur orkar ge energi till andra i sin närhet.

MIN FÖRHOPPNING

Varje gång jag har delat ut en Lyckoboll så får jag konkreta bevis på att det fungerar. Mottagarens sinnesstämning förändras alltid till det bättre, utan undantag.

Med det här lilla häftet vill jag nå ut med mitt enkla, men ändock kraftfulla, sätt att ge kärleksfull energi. Jag vill dela med mig av en välbeprövad metod där man inte behöver fler redskap än sitt hjärta och sina händer. Min förhoppning är att fler vill prova min metod och därmed sprida leenden omkring sig.

Prova. Du kan skänka någon annan en bättre dag.

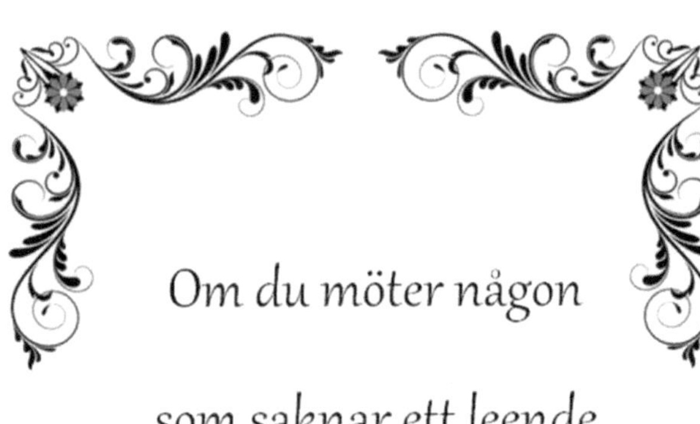

Om du möter någon

som saknar ett leende

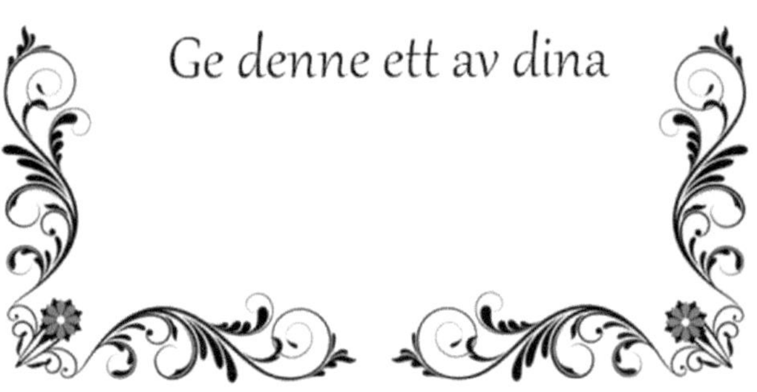

Ge denne ett av dina

VEM ÄR JAG?

Min bakgrund är ganska brokig. Jag är religionsvetare, administratör, författare, trädgårdsentusiast och Reikihealer. Numera driver jag även mitt företag Lavendala där jag fokuserar på det personliga måendet. Jag ger behandlingar, skriver böcker och kommer även att ge lättsamma kurser i flertalet ämnen. Håll utkik på min facebooksida Lavendala om du är intresserad av att delta eller bara ta del av mitt företagande.

Lyckobollen kommer säkerligen bli en del av den här verksamheten eftersom jag upplever att det finns en nyfikenhet på den här healingmetoden, och det tycker jag är väldigt roligt. Jag tror verkligen att vi kan bidra till en vänligare värld om vi ger varandra lite omtanke.

Att dela med sig av Lyckobollar är verkligen ett sätt för mig att må bättre. När jag bidrar till att en person får en bättre dag så ökar det mitt eget välbefinnande. Att ge energi utan att kräva något i gengäld ökar min livsenergi. När personen mitt emot mig kan ta emot energin, släppa ner axlarna och få in lite ljus i kroppen så skjuter mitt eget mående i höjden. Det är en fantastisk känsla! Då mår jag riktigt, riktigt bra.

Det här häftet har handlat om Lyckobollar, medmänsklighet och positiva energier… Tänker jag verkligen så präktigt hela dagarna?

Det här häftet är inte tänkt att lyfta fram mig själv som den perfekta medmänniskan. Jag är verkligen inte perfekt. På sidan 27 skrev jag att du skulle ställa dig framför en spegel och granska personen i spegelbilden. Det gör jag ganska ofta. De första gångerna är det faktiskt obehagligt – att erkänna sina fel och brister är inte alltid lätt. Fast det viktiga är väl hur man går vidare? Jag är mänsklig och gör fel då och då, men jag försöker rätta till mina misstag och sedan göra allt jag kan för att undvika att situationen uppstår igen.

Det här sättet att se på mig själv, att acceptera mina fel och brister, är ganska nytt för mig. Förr har jag ältat och mått dåligt över saker som jag aldrig kan ändra på, men den här metoden ger mig lugn och sinnesfrid. Det är väldigt skönt att ha accepterat att jag inte är felfri, men att jag gör så gott jag kan.

Avslutningsvis vill jag tacka Jennifer Sjölander för hennes underbara bilder. Bilden på omslaget är en av mina favoritbilder och jag upplever verkligen att det finns en kraftig energi i klotet som svävar över händerna. Exakt så kan en Lyckoboll kännas.

Jennifer är inte bara en fantastiskt duktig konstnär utan även en nära vän som jag är otroligt tacksam över att ha i mitt liv. Tack för all hjälp, support och jobb du har lagt ner på mitt lilla häfte. Utan dig hade häftet inte blivit detsamma. Du är guld värd!

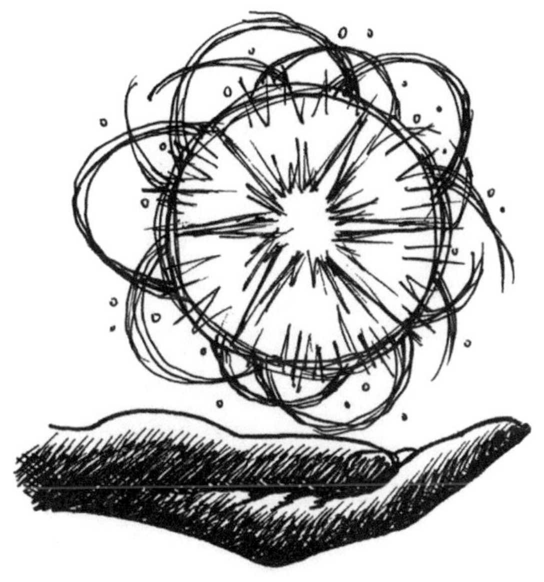

Till sist vill jag överlämna en Lyckoboll till dig som har läst mina ord. Jag önskar dig värme, glädje och energi i överflöd.
Från mitt hjärta till ditt.

Varma kramar
Ellinor

ellinor.lavendala@gmail.com